ALIMENTATION DES VEAUX

LES BIBERONS

PAR M. L. DAVID

NANTES,
IMPRIMERIE L. MELLINET ET Cie,
Place du Pilori, 5

1898

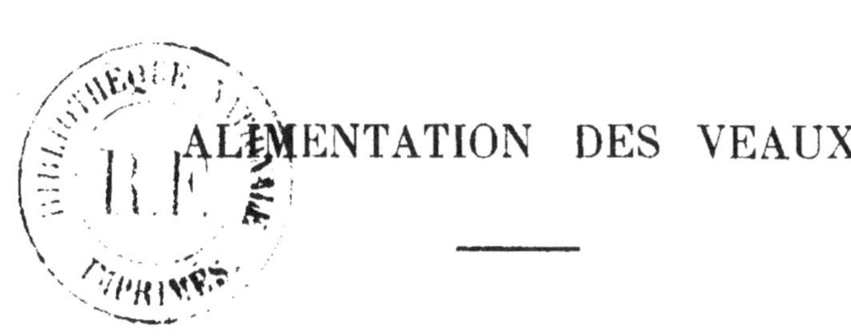

ALIMENTATION DES VEAUX

LES BIBERONS

ALIMENTATION DES VEAUX

LES BIBERONS

PAR M. L. DAVID

A la dernière séance de la Société d'agriculture, M. Dezaunay appelait l'attention des membres de la Société sur l'emploi du biberon dans l'allaitement artificiel des veaux et des autres jeunes animaux.

Ses avantages ont déjà été signalés par M. Gouin, dans les différentes communications qu'il a faites sur la question si intéressante de l'élevage des veaux.

Il est utile de revenir sur ce sujet.

Il faut bien le redire, l'élevage des jeunes laisse beaucoup à désirer dans la plupart de nos fermes. L'allaitement naturel ne dépasse guère six semaines ; ils sont sevrés beaucoup trop tôt. Aussi nos animaux sont-ils souvent mal conformés, peu précoces, et cette situation est due en majeure partie à un mauvais début dans l'élevage.

Il y a quelques années j'eus recours aux conseils de M. Heuzé ; il en est résulté qu'avec un peu de bonne volonté de la part de mes métayers, j'ai obtenu déjà une sensible amélioration.

La première condition du succès dans l'élevage des veaux, après celle de leur bon choix, est de leur assurer un allaitement le plus copieux possible et suffisamment prolongé. Par allaitement copieux on n'entend pas seulement celui qui n'a pour mesure quantitative que l'appétit du jeune animal, il s'agit peut-être encore plus de la qualité du lait. Copieusement allaités, les veaux se développent davantage, mais en outre, et c'est un point important, ils achèvent plus tôt leur squelette.

Dans les contrées où l'élevage des bêtes bovines est l'objet de soins constants, l'allaitement des veaux au lait pur, ou additionné d'eau et de farineux, se poursuit souvent pendant le quatrième mois et parfois même durant le cinquième mois.

On peut citer comme exemple ce qui se passe dans les départements de la Mayenne et de Maine-et-Loire, si riches en beaux animaux appartenant à l'espèce bovine.

Le lait est l'aliment par excellence pour tous les jeunes animaux, mais dans l'élevage de l'espèce bovine on peut, quelque temps après la naissance, augmenter son volume en lui ajoutant de l'eau tiède et de la farine d'orge ou de blé noir, ou de fèves ou de maïs. Le lait, ainsi additionné, constitue une buvée ou boisson blanche très nutritive et qui excite les jeunes animaux à manger un peu de foin ou de regain d'excellente qualité. Ce régime très substantiel est ordinairement continué jusqu'au sevrage.

Mais pour réussir dans l'élevage de l'espèce bovine, il ne suffit pas d'opérer de judicieux accouplements et de donner aux jeunes animaux une alimentation appropriée à leur tempérament et à leur destination, il faut aussi pouvoir les confiner dans des locaux éclairés, aérés et tenus très proprement. On y ménage quelques compartiments destinés à recevoir de jeunes veaux en liberté.

Les jeunes animaux, qu'on confine dans ces compartiments, au lieu de les attacher à une mangeoire à l'aide d'une corde, se développent toujours bien, parce qu'ils jouissent sans cesse d'une liberté qui accroît leur énergie et rend plus facile la digestion des aliments qu'ils reçoivent.

L'alimentation au lait pur ou additionné d'eau tiède et de farineux est facile si on sait coordonner à chaque repas la ration avec l'appétit du jeune animal. Il n'en est pas de même du sevrage. Cet acte nécessite une attention continuelle et une alimentation spéciale, si on veut éviter que le poil du veau se ternisse et devienne dur au toucher. C'est en diminuant progressivement le lait et les farineux et en augmentant la quantité d'eau, qu'on opère le sevrage sans transition brusque. Il est sous-entendu que le lait et les farineux sont remplacés progressivement par du fourrage vert de bonne qualité et d'une facile assimilation. Dès l'automne, on remplace les fourrages verts par des carottes, des navets et des betteraves alliés à du foin ayant une grande valeur nutritive.

Il ne faut pas oublier que c'est en donnant des aliments de bonne qualité et en abondance qu'on commence l'amélioration d'une race ou d'une famille.

M. Gouin a préconisé l'adjonction au lait écrémé, de la farine de viande à la dose de 50 grammes par chaque litre de lait écrémé, sans dépasser cette quantité et en procédant d'une façon progressive.

Ou bien encore, et même de préférence, employer la fécule à la dose de 50 grammes par litre de lait écrémé. Pour la préparation, on expose la fécule sur un feu assez doux, avec un peu moins de la moitié du lait destiné au repas des veaux ; on remue fréquemment, pour l'empêcher de se prendre en mottes et on retire du feu au premier bouillon. Il n'y a plus qu'à ajouter le reste du lait et on fait boire de suite le breuvage encore tiède.

On donne bien entendu au veau le lait de la mère, pendant une ou deux semaines, à partir de la naissance. Fécule et lait écrémé seront substitués ensuite au lait naturel. Plus tard, en ajoutant de l'eau au lait, on augmentera la dose de fécule.

Ces deux procédés sont avantageux. Ils permettent dans le premier cas de former des sujets robustes et bien charpentés, tout en chair et en os. Dans le second cas on obtiendra des animaux moins développés, mais plus gras.

On pourra consulter avec fruit l'étude détaillée qu'a publiée M. Gouin dans notre bulletin.

Pas n'est besoin d'ailleurs de trop se préoccuper de la façon de préparer les différents breuvages ; la fermière en cela sait fort bien s'y prendre : soit qu'elle fasse emploi de pommes de terre écrasées ou des restes de pain qu'elle transforme en une sorte de panade, ou encore des graines de lin bouillies, infusion de foin, farines diverses. Toutes ces préparations, mélangées au lait plus ou moins coupé d'eau, remplissent parfaitement le but.

Sans m'arrêter davantage à ces notions, je reviens à l'emploi du biberon.

Le biberon aide précisément l'éleveur dans un meilleur et plus rationnel élevage des veaux ; avec cet appareil les différents aliments liquides sont facilement acceptés. Ce mode d'alimentation à de grands avantages, en ce qu'il permet de mieux déterminer la quantité de lait pur ou additionné que le veau doit consommer par vingt-quatre heures, selon son appétit et sa force ; il rend le sevrage plus facile et plus économique. Enfin, il soustrait la mère aux fatigues de l'allaitement.

Le biberon est réellement pratique, et le fermier ou

plutôt la fermière qui l'utilise pour ses jeunes animaux, ne s'en passera plus : il fait désormais partie des ustensiles de la ferme. Il n'est malheureusement pas assez connu.

On peut diviser les biberons en deux catégories ; les biberons suspendus avec la tétine à la base de l'appareil et les biberons baquets avec la tétine posée à la partie supérieure de l'appareil. Je préfère le premier système.

Je n'attache pas beaucoup d'importance à ces biberons qui, prétextant l'hygiène, sont compliqués, peu pratiques, en tous cas fort chers.

Quoi qu'il en soit, l'éleveur n'a que l'embarras du choix entre les biberons Massonnat, Ducos, Bosseau, etc.

J'ai fait construire par mon ferblantier (1) un biberon aussi simple que possible: sa contenance est d'environ six litres; sa forme se rapproche de celle du biberon employé dans quelques contrées de Maine-et-Loire : il fait parfaitement l'affaire.

Le biberon doit être entretenu proprement, il doit être échaudé après les repas, en ayant soin d'enlever la tétine en caoutchouc, qui perdrait son élasticité au contact de l'eau chaude : on se contente de nettoyer cette dernière à l'eau froide.

(1) Dutemple et Debaigue, quai d'Orléans, 22, Nantes. Biberon métal avec tétine caoutchouc, prix : 5 fr.

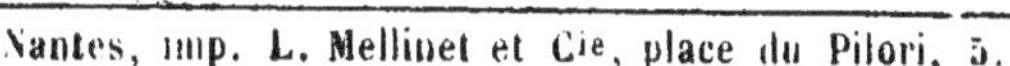

Nantes, imp. L. Mellinet et Cie, place du Pilori, 5.

www.ingramcontent.com/pod-product-compliance
Lightning Source LLC
LaVergne TN
LVHW012017170826
845678LV00004BA/1526

* 9 7 8 2 3 2 9 6 2 2 9 8 9 *